NOUVELLE LETTRE

A

UN MÉDECIN DE PROVINCE,

OU

RÉSUMÉ DES DISCUSSIONS QUI ONT EU LIEU ENTRE MM. ROCHE, BOUSQUET, CASIMIR BROUSSAIS ET MIQUEL, SUR LA DOCTRINE PHYSIOLOGIQUE ET SUR LA MORTALITÉ DU VAL-DE-GRACE.

SUPPLÉMENT

A LA 1re. ET A LA 2e. ÉDITION DES

LETTRES A UN MÉDECIN DE PROVINCE, etc.

PAR A. MIQUEL,

Membre de l'Académie royale de médecine, des Sociétés de Médecine et de Pharmacie de Paris, de la Société médicale de Londres, de l'Académie médico-chirurgicale de Naples, des Sociétés de Minéralogie d'Iéna, d'Émulation du département de l'Ain, d'Agriculture et de Médecine du département de l'Eure.

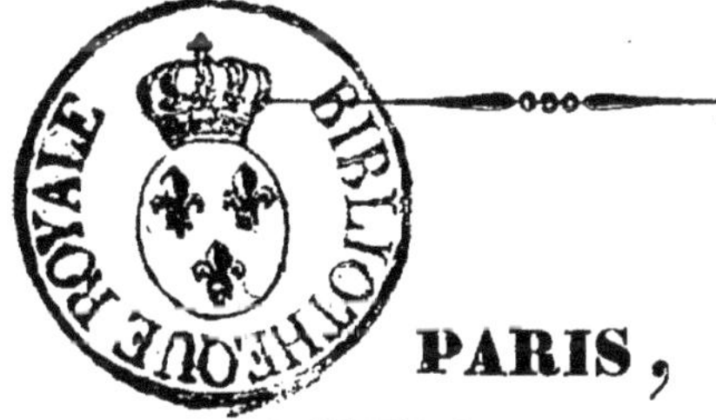

PARIS,

AU BUREAU DE LA GAZETTE DE SANTÉ,

RUE FEYDEAU, N°. 22;

GABON ET BÉCHET JEUNE, LIBRAIRES,

PRÈS DE L'ÉCOLE DE MÉDECINE.

1828.

UN MOT.

Pour l'intelligence de cette *Nouvelle Lettre*, il est nécessaire d'avoir sous les yeux celles que j'ai publiées en 1825 (voyez ci-contre). C'est là qu'on trouve le système *physiologique* exposé dans tous ses détails, et apprécié comme il doit l'être sous le double rapport de la théorie et de la pratique. La critique de cet ouvrage, faite par un élève de M. Broussais, ayant donné lieu à des discussions intéressantes, j'ai cru convenable d'en offrir le résumé aux nombreux lecteurs qui ont si favorablement accueilli mon premier travail, comme un supplément nécessaire qui le termine et le complète. Le public impartial pourra juger d'après ce résumé; et son jugement, je l'espère, sera différent de celui de M. Roche et de ses amis. Pour qui connaît un peu le personnel médical de la capitale, il est évident que les éloges de MM. Boisseau et Bégin, qui se nomment, de M. F. et de M. B. qui ne se nomment pas, sont acquis à M. Roche; et si M. Roche se contente de ces suffrages, il faut convenir qu'il n'est pas difficile.

Cependant la vérité a tant de force, qu'elle triomphe parfois de leur bonne volonté; ainsi, M. Bégin, sachant bien que le résultat définitif de la discussion laissait à la mortalité de M. Broussais un désavantage incontestable, a pris son parti en disant que, « pour renverser la doctrine, il ne suffit pas » de prendre pour base une pratique individuelle. » M. Boisseau fait le même aveu, en invoquant la même excuse. « Que » M. Broussais, dit-il, ait perdu, pendant cinq ans, plus de » malades que ses confrères du Val-de-Grâce, cela ne prouve » pas que la nouvelle doctrine ne vaille point les ténébreuses subtilités de Montpellier et la pratique des browniens. » A la bonne heure! mais cela prouve-t-il qu'elle vaille davantage?

Un autre aveu est encore échappé à M. Boisseau, je dis échappé, car M. Boisseau aurait-il pu donner sciemment un démenti formel à son ami M. Roche? Celui-ci dit et fait dire partout ; il écrit même avec assurance que nous sommes les *accusateurs*, et que son rôle est plus honorable, puisqu'il se borne à défendre et à justifier. On verra par les dates quel est celui qui a *accusé*, le premier. M. Boisseau le savait sans doute lorsqu'il a dit : « Au lieu de lancer des *accusations contre ses* » *confrères, M. Broussais* aurait dû publier lui-même les résul- » tats de sa pratique, rapporter les cas remarquables observés à » sa clinique, imiter, en un mot, Stoll, De Haen et Hildenbrant. » Oui, M. Broussais aurait mieux fait d'en agir ainsi. Il est vrai que son fils s'est chargé plus tard d'une partie de ce travail : on verra, à la fin de cette lettre, de quelle manière et dans quel but il l'a exécuté.

Enfin MM. F. et B., qui sont les plus malins, puisqu'ils font semblant de se cacher, ont poussé l'abandon jusqu'à nous accorder, à M. Bousquet beaucoup d'adresse, et à moi beaucoup d'esprit. Est-ce un éloge? Est-ce une critique? Peu nous importe. Nous ne voulons, ni ne pouvons, en conscience, leur rétorquer l'argument. Toutefois, pour leur éviter la peine de le reproduire, je les préviens que, dans cette nouvelle Lettre, ils ne trouveront rien qui ressemble à de l'esprit. J'ai voulu leur donner cette petite satisfaction, pour leur prouver ma docilité; je tâcherai que cela ne tire point à conséquence pour l'avenir.

NOUVELLE LETTRE

A

UN MÉDECIN DE PROVINCE.

Vous avez lu avec plaisir mes *Lettres sur la nouvelle Doctrine médicale*, et je puis dire maintenant que votre suffrage a été confirmé par celui du public. Lorsque la première édition parut en 1825, M. Broussais, pour toute critique, se borna à en défendre la lecture aux *personnes honnêtes*. Cependant beaucoup d'honnêtes gens achetèrent le livre; plusieurs médecins éclairés en firent publiquement l'éloge; et, au bout de l'année, une seconde édition devint nécessaire. Ce succès causa un grand scandale dans l'école *physiologique*. On se révoltait à l'idée qu'un livre, qui n'était pas écrit d'après les nouveaux principes, qui même leur était entièrement opposé, eût pu trouver des lecteurs; on sentait le besoin de répondre, mais personne ne prenait la plume. Ce ne fut qu'au bout de deux ans que l'on comprit enfin que le silence n'était pas une réfutation, que les injures ne prouvent rien contre les bons argumens, et que ce système de défense ruinait de plus en plus la doctrine. Alors on entreprit un autre genre d'attaque. M. Roche se chargea de raisonner : mais, par une malheureuse habitude de son école, il ne sut pas donner des raisons sans injures. M. Broussais fils se mit plus tard de la partie; les réponses et les répliques se succédèrent de part et d'autre ; la dispute dura près d'un an. Aujourd'hui qu'elle est terminée, le résultat seul peut offrir quelque intérêt aux amis de la vérité : et c'est ce résultat que je vais vous présenter, dégagé de toutes les arguties, de toutes les récriminations, de toutes les personnalités, par lesquelles on a cherché à obscurcir les questions et à présenter les choses sous un faux jour. Je serai court, et tâcherai néanmoins de ne pas devenir obscur.

PHYSIOLOGIE DE M. BROUSSAIS.

La doctrine de M. Broussais se compose, comme vous savez, de deux parties bien distinctes, quoiqu'elles se lient étroitement l'une à l'autre : la partie physiologique et la partie pathologique. Les principes de physiologie forment la base du système ; les principes de pathologie sont la conséquence et le développement des premiers ; c'est pour cela que M. Broussais a donné à ce système le nom de Doctrine *physiologique*. J'ai donc commencé mon Exposition critique de cette doctrine par l'examen de la partie physiologique à laquelle j'ai consacré les huit premières lettres.

C'est par là aussi que M. Roche a commencé son attaque contre mon livre : mais, au lieu d'entrer dans la discussion, il l'évite complétement : il abandonne, dit-il, à mon courroux la Force vitale, la Chimie vivante, la Contractilité, et par suite tout ce qui en dépend, attendu que ce ne sont là que les *girouettes* du système qu'il défend, et que ces mots ne sont que des *chimères*. Cependant c'est là-dessus que reposent les vingt-deux lois vitales établies par M. Broussais, sa théorie des passions, de l'instinct, de l'intelligence, des rapports mutuels de tous les organes, enfin toute sa physiologie en deux volumes; et c'est sur cette physiologie que repose toute la pathologie. Aussi ai-je répondu à M. Roche que cette concession de sa part devait être abandonnée au courroux de M. Broussais; car, comment le supposer assez mauvais architecte pour avoir bâti son édifice sur des girouettes?

Il est bien remarquable que cette physiologie, tant vantée avant d'être connue, cette physiologie qui a imposé son nom à la doctrine, n'ait trouvé aucun défenseur, du moment que le public a pu la connaître. Ni M. Broussais, ni aucun de ses élèves n'ont entrepris de répondre à une seule des objections capitales par lesquelles je l'ai réduite à l'absurde. Elle est morte en voyant le jour. Cela n'empêche pas que les adeptes ne la considèrent toujours comme le fondement de leur système, car ils ne veulent pas perdre le nom de *Physiologistes*; et vous allez voir que M. Roche y tient tout comme les autres.

RAPPORTS DE LA PHYSIOLOGIE ET DE LA PATHOLOGIE.

M. Roche est convaincu « qu'il est impossible de connaître les dérangemens d'une mécanique et de les réparer si l'on n'a profondément étudié le jeu des rouages qui la composent; il regarde la physiologie comme une des bases essentielles de la pathologie; à ses yeux, ces deux sciences sont inséparables et destinées à s'éclairer éternellement l'une par l'autre. » De mon côté, j'avais dit que « la physiologie est une partie essentielle de la médecine, car il est physiquement impossible de reconnaître l'état morbide, si ce n'est par comparaison avec l'état sain. » Jusque-là nous étions d'accord. Mais j'ai dit ailleurs que « la physiologie ne saurait être la base de la pathologie ; que ce sont deux sciences distinctes, ayant chacune des lois et des principes particuliers ; » et M. Roche me reproche ces deux propositions comme une contradiction formelle.

J'ai répondu qu'il n'y avait pas là de contradiction, parce que deux sciences peuvent très-bien s'éclairer mutuellement, sans être pour cela inséparables, sans être la base et la conséquence l'une de l'autre. Pour faire mieux comprendre mon idée, j'ai dit : la physiologie est à la pathologie ce que la physique est à la chimie. Le chimiste ne peut étudier un corps quelconque s'il ne le connaît physiquement ; mais la notion chimique qu'il acquiert ensuite sur ce corps n'est nullement le résultat de la notion physique qu'il en avait auparavant ; et, dès-lors, les phénomènes chimiques sont regardés par lui comme tout-à-fait distincts des phénomènes physiques. De même en médecine, on ne peut pas connaître la maladie d'un organe, sans connaître physiologiquement ce même organe ; mais la notion pathologique que le médecin acquiert par l'observation clinique n'est nullement le résultat de la notion physiologique qu'il en avait antérieurement. Il doit donc regarder les phénomènes pathologiques comme entièrement distincts des phénomènes physiologiques. S'il en était autrement, il suffirait de bien connaître l'état physiologique d'un organe pour en déduire *à priori* tous les états pathologiques possibles : or, il est bien clair que cela n'est pas, et que, malgré les lumières que la physiologie peut fournir au pathologiste, jamais elle ne lui donnera la notion de la maladie, que l'observation clinique seule peut lui faire connaître.

Malgré cette explication, M. Roche persiste à me trouver en contradiction avec moi-même.

Vous en jugerez peut-être autrement.

Cette question, qui paraît abstraite au premier abord, va s'éclaircir dans les questions suivantes qui n'en sont que le développement.

DE L'EXCITATION PHYSIOLOGIQUE ET DE L'IRRITATION PATHOLOGIQUE.

D'après le principe fondamental de Brown, qui est aussi le principe fondamental de la nouvelle doctrine, la vie des organes ne s'entretient que par la stimulation. Cette stimulation varie en quantité par des causes accidentelles, et de là résultent les alternatives de santé et de maladie. Un degré donné d'excitation constitue donc l'état normal : un degré de plus ou de moins constitue l'état morbide. Lorsque la différence est en plus, il y a, d'après M. Broussais, irritation, d'où il résulte que la stimulation ou l'excitation physiologique est absolument identique avec l'irritation morbide, et qu'il n'y a entre elles qu'une différence de quantité. J'ai combattu ce principe dans mes Lettres, et j'ai démontré par les faits que l'irritation pathologique n'était pas une simple exaltation de l'excitation physiologique, mais que c'était un phénomène différent, tout-à-fait particulier, qui transportait l'observation sur un autre terrain que celui de la physiologie. J'ai cité pour exemple l'inflammation, qui constitue un travail organique spécial, une nouvelle fonction, dont l'observation isolée des organes dans l'état normal ne donnerait jamais l'idée.

Pour réfuter ces propositions, M. Roche s'est engagé dans des discussions sans fin sur l'action organique et sur les différentes espèces d'irritation; il a fait une grande comparaison sur la pluie et le beau temps; et, arrivant enfin à la véritable question, voici le raisonnement qu'il a fait : « Lorsque l'œil, la parotide, le poumon, l'estomac sont enflammés, la vision, la sécrétion de la salive, la respiration, l'hématose et la digestion sont troublées ou abolies; et cependant le sang qui aborde en trop grande quantité dans ces organes est bien le même sang, mu par les mêmes vaisseaux, se contractant sous la même influence nerveuse que dans leur excitation physiologique; et l'impression douloureuse qu'ils ressentent du contact des stimulans est bien certainement l'exagération de leur sensibilité ordinaire; elle est ressentie par les mêmes nerfs et transmise au même centre par les mêmes lois que dans l'état de santé. Pour soutenir le contraire, il faudrait supposer que l'inflammation crée dans un organe du sang, des vaisseaux capillaires et des nerfs différens de ceux que nous connaissons, et des lois nouvelles de circulation et d'innervation. Cette supposition serait tellement absurde, que j'hésite encore à croire que M. Miquel osât l'admettre, bien que j'aie vu dans son livre, de mes propres yeux vu, ce qui s'appelle vu, que « le travail inflammatoire est une nouvelle fonction, une fonction pathologique qui n'a pas d'analogue dans les fonctions physiologiques. » Si donc, dans l'irritation physiologique d'un organe, il n'y a évidemment que du fluide nerveux, ou du sang, ou des fluides blancs, ou ces trois conditions en plus que dans l'irritation physiologique, et, par suite, une nutrition vicieuse ou des sécrétions altérées, diminuées ou accrues, il est hors de doute que celle-là n'est que l'exagération de celle-ci. »

J'ai répondu : « M. Roche démontre gravement que les organes enflammés sont pénétrés par le même sang, les mêmes fluides blancs, le même fluide nerveux que dans l'état de santé. Cela est vrai au début de l'inflammation, et personne n'a jamais songé à le contester. Mais M. Roche s'abuse étrangement s'il croit qu'il suffit de l'afflux du sang dans une partie pour constituer l'inflammation. A chaque instant nous voyons les joues, les lèvres, les glandes et tous les tissus érectiles se colorer par un afflux extraordinaire, et n'être pas pour cela le siége d'une inflammation. Ce qui constitue essentiellement celle-ci, c'est la stase de ce fluide et le travail particulier qui se manifeste dans le point enflammé. Il est très-vrai que, dans ce point, les fluides accumulés sont primitivement les mêmes que dans l'état sain, mais le travail inflammatoire les change en un produit tout différent des produits physiologiques. C'est ce travail particulier, cette élaboration spéciale, et non pas le simple afflux du sang, que j'ai appelé une nouvelle fonction. Si M. Roche avait voulu entrer de bonne foi dans la question, au lieu de se perdre dans des subtilités, il aurait cité et réfuté, s'il avait pu, l'exemple que j'ai rapporté dans mes Lettres, pag. 190 : « Une glande salivaire est physiologiquement surexcitée : les fluides sont attirés dans son tissu ; qu'en résulte-t-il ? Elle fournit une quantité plus considérable de *salive*. Cette même glande éprouve une irritation morbide, une véritable phlegmasie : les fluides y sont également attirés ; mais, cette fois, au lieu de se convertir en salive, ils se convertissent en *pus*. Quels rapports y a-t-il entre ces deux résultats fonctionnels? Si ces deux résultats sont si différens, c'est que la fonction n'est pas la même ; c'est que le travail inflammatoire est véritablement une nouvelle fonction, une fonction pathologique, qui n'a point d'analogue dans les fonctions physiologiques, et n'en peut pas être considérée comme l'exaltation, puisqu'elle tend continuellement à détruire ce que l'action organique physiologique tend continuellement à composer. » Voilà ce qu'il fallait réfuter par des raisons concluantes, et non par des expressions hautaines qui ne prouvent rien, si l'on voulait réellement défendre la cause *physiologique*. Ce que je dis de la suppuration s'applique également à l'ulcération, à la transformation des tissus et en général à toutes les désorganisations. Que M. Roche s'étonne donc tant qu'il voudra d'avoir vu, de ses propres yeux vu, que je considère l'inflammation comme une fonction pathologique qui n'a point d'analogue dans les fonctions physiologiques, il n'a qu'à ôter le bandeau *physiologique* qui lui couvre les yeux, et cela lui paraîtra tout simple et tout naturel, parce que cela est vrai. »

M. Roche a répliqué « qu'une parotide enflammée ne diffère *matériellement* d'une parotide saine, qu'en ce qu'elle reçoit plus de sang et plus de fluide nerveux, et qu'il s'y développe plus de chaleur ; que par conséquent, pour tout homme sage qui veut s'en tenir à ce que ses sens lui démontrent, il n'y a de différence entre ces deux états d'un même organe que du plus au moins ; que la différence des produits dans les deux cas ne prouve pas contre cette vérité, parce que le sang, dont la composition est si compliquée, doit nécessairement donner des produits différens suivant les *degrés* de chaleur et la force du courant nerveux auxquels il est soumis ; que l'expérience, d'accord avec le raisonnement, prouve qu'il en est ainsi, puisque la salive elle-mêne, comme tous les autres produits de sécrétion, varie dans sa composition dans l'état physiologique suivant les *degrés* d'excitation de la glande. Il ajoute ensuite, qu'il est absurde d'appeler *fonction* le travail inflammatoire, parce que toute fonction suppose un organe qui l'exécute, et qu'on n'a pas encore découvert l'organe de l'inflammation. »

Ainsi, d'après M. Roche, il ne faut que quelques degrés de chaleur de plus et un peu plus de force dans le courant nerveux pour produire du pus dans un tissu enflammé ; l'expérience et le raisonnement lui ont démontré cela. L'essence de l'inflammation n'est plus un mystère ; voilà sans contredit une grande découverte *physiologique*. Ce qui m'étonne de la part d'un si grand physiologiste, c'est qu'il veuille à toute force un organe spécial pour chaque fonction, et qu'il n'ait pas encore découvert celui de l'inflammation. Pour moi, je croyais qu'il y a des fonctions qui s'exécutent dans tous les organes, sans en avoir un qui leur soit propre ; je comparais l'inflammation à la nutrition, par exemple, et je disais que, puisque tous les tissus se nourissent, se composent et se décomposent, ils pourraient bien tous aussi s'enflammer, sans qu'il fût besoin d'un organe spécial pour cela. — Qu'en pensez-vous ?

DES SYMPATHIES PHYSIOLOGIQUES ET DES SYMPATHIES MORBIDES.

La même question s'est reproduite à l'occasion des sympathies morbides. Celles-ci, d'après M. Broussais, ne diffèrent des sympathies physiologiques que parce qu'il y a un peu plus d'irritation transmise d'un organe à l'autre; j'en ai conclu que M. Broussais regardait les sympathies pathologiques comme l'éxagération des sympathies physiologiques, et j'ai démontré que c'était une erreur.

M. Roche, qui reconnaît que ce serait en effet une erreur, mais qui ne veut pas la laisser sur le compte de son maître, a cherché à faire entendre que je ne comprenais pas M. Broussais.

La réponse a été péremptoire. J'ai cité un passage de M. Broussais, où il est dit, que, pour bien comprendre ses idées, il faut se représenter les phénomènes morbides, comme étant les mêmes que les phénomènes physiologiques *grossis par une loupe*.

M. Roche a repliqué qu'il aurait bien des choses piquantes à me dire là-dessus ; et il n'a rien dit.

DE LA RÉVULSION.

Vous savez que le grand principe de la révulsion, dans le système de M. Broussais, est que, pour être efficace, l'irritation révulsive doit toujours être plus forte que l'irritation primitive, sans quoi elle s'ajoute à celle-ci et l'augmente, au lieu de la diminuer et de l'effacer.

J'ai fait à M. Broussais l'objection suivante : « Si cette théorie est vraie, on ne doit pouvoir révulser une inflammation qu'en produisant une inflammation plus intense. Ainsi, par exemple, pour guérir une blennorrhagie en révulsant l'irritation sur les voies digestives, il faut nécessairement enflammer l'estomac : supposez donc que la membrane muqueuse urétrale soit enflammée comme 5; pour la guérir par révulsion, il faudra que vous enflammiez l'estomac au moins comme 6. Voilà donc tous les malades qui, en remplacement d'une blennorrhagie, auront une gastrite bien conditionnée. Or, l'iode, le poivre cubèbe, le baume de copahu, guérissent la blennorrhagie sans donner de gastrite ; si donc, comme vous le prétendez, ils guérissent par révulsion, votre principe est faux; il est évident qu'une irritation faible peut en révulser une plus forte. »

Un des partisans de la nouvelle doctrine, M. Bégin, n'ayant pas trouvé de réponse plausible à cette objection, et reconnaissant l'impossibilité de concilier le principe *physiologique* avec les faits les plus évidens, trancha la difficulté en disant qu'une irritation faible peut en révulser une plus forte. M. Roche pense au contraire que ces deux propositions se repoussent, et, plus intrépide que M. Bégin, il veut absolument conserver intact le principe de M. Broussais. Voici donc comment il le justifie : il commence par déclarer que la force d'une irritation doit se mesurer par la *douleur* et l'*appel de fluides* qu'elle détermine, et par l'*étendue* qu'elle occupe. Cela est très-juste. Mais venons à l'application : « Supposez, dit M. Roche, qu'une irritation douloureuse comme 1, équivale à une irritation étendue comme 10, et celle-ci à une irritation appelant des fluides comme 20, il est évident qu'une irritation étendue comme 200, *bien que sans douleur et sans appel appréciable de fluides,* pourra révulser une irritation douloureuse comme 10 et appelant des fluides comme 100! Eh bien! tel est précisément le cas de la révulsion opérée sur les voies gastriques par l'iode, le poivre cubèbe et le baume de copahu, dans la guérison de la blennorrhagie. L'urètre est irrité comme 5, je suppose, sous le rapport de la douleur, comme 50 sous celui de l'appel des fluides, et dans une étendue égale à 1. Les médicamens cités irritent une surface cent fois plus étendue : et, *bien que l'irritation qu'ils produisent soit sans douleur et sans appel appréciable des fluides,* comme on ne saurait la nier, puisque, à plus forte dose, ces agens provoquent des vomissemens et des selles, ou enflamment la membrane muqueuse gastro-intestinale, il reste démontré mathématiquement, pour parler le langage de M. Miquel, que cette irritation est plus forte que celle de l'urètre, qu'elle la guérit par conséquent par révulsion. »

La réponse n'était pas difficile, et je l'ai faite en ces termes : « Quoi! vous comparez une irritation de l'urètre, qui cause des douleurs quelquefois atroces, qui produit un écoulement purulent très-abondant, à une irritation sans douleur et sans appel appréciable de fluides! Celle-ci, qui équivaut justement à zéro, vous l'estimez 200, lorsque vous ne portez la première qu'à 100. Voilà une étrange évaluation! Mais songez-vous à ce que vous dites? Connaissez-vous une maladie qui soit une irritation *sans douleur et sans appel de fluides*; pourriez-vous la nommer? Prenez-y bien garde : si vous en citez une seule, vous détruisez votre définition et tous vos longs commentaires sur l'augmentation de l'action organique. Si vous n'en citez point, avouez que vous avez un peu trop compté sur la bonhomie de vos lecteurs, en leur assurant bravement, pour employer une de vos expressions, qu'il y a une irritation sans douleur et sans appel appréciable de fluides, et que cette irritation est *plus forte* que la blennorrhagie. Vous direz peut-être que c'est une irritation physiologique. A la bonne heure. Cependant vous avez établi parmi vos principes fondamentaux et immuables, car vous autres, *Physiologistes*, vous n'en établissez pas d'autres, que l'irritation morbide est toujours plus forte que l'irritation physiologique. Ainsi donc, votre irritation sans douleur et sans appel de fluides, eût-elle dix lieues carrées d'étendue, serait toujours plus faible qu'un pouce carré d'inflammation blennorrhagique, qui n'est pas sans douleur et sans appel de fluides, comme chacun sait.

Ce raisonnement si clair n'a pas convaincu M. Roche. « M. Miquel, a-t-il réparti, prétend que l'irritation produite par ces médicamens équivaut à zéro, parce qu'elle est sans douleur et sans appel *appréciable* de fluides ; il paraît que M. Miquel ne veut pas que l'étendue de la surface irritée entre, comme élément, dans l'évaluation de l'intensité de l'irritation dont elle est le siége; lui serait-il égal de le prouver ? Il me demande ensuite si je connais une irritation qui soit sans douleur et sans appel appréciable de fluides, et me prie de la nommer. Mais celle même dont nous parlons, M. Miquel; celle que produisent le baume de copahu et le poivre cubèbe sur les voies digestives,

Penseriez-vous par hazard que ces médicamens n'irritent pas la surface sur laquelle ils sont appliqués? et, si telle était votre opinion, vous serait-il égal de la prouver?»

M. Roche est trop exigeant. Il sait bien que l'évidence ne se prouve pas. Or, n'est-il pas évident qu'avant de reconnaître qu'une irritation est étendue, il faut commencer par reconnaître qu'elle existe : *priùs est esse*, a dit, à ce sujet, un homme de sens. M. Roche parle d'une irritation, dans laquelle la douleur et l'appel des fluides ne sont pas appréciables ; quel moyen a-t-il donc d'en apprécier l'étendue? Encore une fois, *priùs est esse.* Il me demande si je pense que le baume de copahu et le poivre cubèbe n'irritent pas. Il n'y a qu'une réponse à faire. Je pense qu'ils irritent dans le cas où je puis apprécier la douleur et l'appel des fluides qu'ils déterminent ; mais dans le cas où je ne puis apprécier ni l'un, ni l'autre de ces phénomènes, je pense qu'ils n'irritent pas : voilà tout. Ce qui n'est pas appréciable pour moi est pour moi comme non-existant, et je crois que cela doit être ainsi pour tout le monde.

Au reste, M. Roche veut bien me donner l'avantage sur ses collégues *physiologistes*, lorsque je réfute l'application du principe révulsif, à l'action du quinquina dans les fièvres intermittentes, à l'action du mercure dans la syphilis ; mais il trouve ces questions d'une si mince importance, que la doctrine *physiologique* n'en saurait recevoir aucune atteinte. — A cet égard, il est seul de mon avis, car ses collègues y attachent une grande importance.

GASTRITE. — FIÈVRES ESSENTIELLES.

Après avoir ainsi débattu les questions de pathologie générale, M. Roche arrive à la grande question des fièvres, mais c'est, dit-il, pour réfuter seulement les argumens par lesquels j'ai combattu la théorie de la gastro-entérite. Je vais me borner à vous soumettre les objections et les réponses le plus brièvement possible.

1°. J'ai objecté à M. Broussais, que, si les fièvres essentielles étaient toujours l'effet de la gastrite, il faudrait qu'on les observât lorsque des ulcérations cancéreuses existent dans l'estomac, ce qui cependant n'a pas lieu.

M. Roche répond que les excavations tuberculeuses des poumons ne donnent pas lieu non plus à la fièvre continue de la péripneumonie; ni les engorgemens squirrheux du foie, aux symptômes de l'hépatite aiguë.

Cette réponse, assez spécieuse, n'est pas cependant à l'abri de toute contestation ; mais, pour ne pas trop étendre la discussion, je la regarde comme suffisante.

2°. Ma seconde objection porte sur les plaies et les blessures de l'estomac et de l'intestin, qui certainement enflamment ces organes, et qui néanmoins donnent lieu à des symptômes tout différens de ceux des fièvres essentielles.

M. Roche répond que les blessures dont je parle « *guérissent en général, sans donner lieu à des symptômes inflammatoires*, quand elles ne sont pas accompagnées d'épanchement de sang ou de matières fécales dans la cavité du péritoine, et que, dans le cas où cet épanchement existe, dans ceux où la plaie est très-étendue, les symptômes qui se manifestent sont ceux de la *péritonite*. Les symptômes de ces blessures ne sont donc, dans aucun cas, comparables avec ceux des fièvres essentielles. »

Je réplique : « En disant que ces blessures *guérissent, en général, sans donner lieu à des symptômes inflammatoires*, M. Roche veut parler sans doute de symptômes généraux, car il ne prétend pas que l'estomac ou l'intestin blessés se cicatrisent sans inflammation locale. M. Roche prouve donc justement ce que je voulais prouver, que cette inflammation locale de l'estomac ou de l'intestin ne suffit pas pour donner lieu aux symptômes généraux et sympathiques des fièvres. Remarquez l'inconséquence. Ces mêmes *physiologistes*, qui reconnaissent qu'une solution de continuité de l'estomac ou des intestins guérit sans donner lieu à des accidens inflammatoires généraux, trouvent, tous les jours, dans une plaque rouge de la grandeur d'une pièce de dix sous, la raison suffisante de toutes les fièvres possibles, depuis l'éphémère jusqu'au typhus.

M. Roche n'a rien repliqué, si ce n'est qu'il avait de très-bonnes choses à dire..... qu'il n'a pas dites.

3°. Ma troisième objection contre la théorie de la gastro-entérite, est tirée de l'absence de la douleur épigastrique dans un très-grand nombre de fièvres.

M. Roche répond : « Il est bien certain que l'inflammation aiguë et l'ulcération de la membrane muqueuse gastro-intestinale existent souvent sans douleur, ce qui ne les empêche pas de provoquer un aussi grand nombre de sympathies que lorsque la douleur les accompagne, et que tous les jours on voit succomber des individus qui n'ont témoigné, pendant la vie, aucune douleur abdominale, et à l'ouverture desquels on trouve les intestins fortement enflammés et remplis d'ulcérations. »

J'ai répondu à mon tour : « M. Roche se borne à affirmer que les inflammations sans douleur sont très-communes : il aurait pu ajouter que je ne les ai pas niées, puisque j'en ai rapporté plusieurs exemples. Mais ce que j'ai remarqué, en m'appuyant des principes de M. Broussais lui-même, c'est que ces inflammations sans douleur ne donnent jamais lieu à des troubles sympathiques généraux. J'ai démontré l'inconséquence du réformateur qui, d'un côté, pose en principe (Prop. 103) que lorsque l'inflammation d'un organe est sans douleur, elle ne provoque que des sympathies organiques, lesquelles sont très-bornées ; et qui, de l'autre, attribue la fièvre, qui est le réveil de toutes les sympathies, à une inflammation sans douleur. C'est cette contradiction qu'il fallait justifier pour me réfuter moi-même ; M. Roche ne l'a pas même tenté. Il affirme sans garantie, et abandonne ici, encore une fois, la cause qu'il prétend défendre. »

M. Roche n'a pas répliqué.

4°. J'ai démontré que, pour être conséquent aux principes qu'il a établis, M. Broussais aurait dû considérer comme cause des fièvres, l'inflammation douloureuse du colon, plutôt que l'inflammation non douloureuse de l'intestin grêle et de l'estomac.

Pas de réponse.

5°. J'ai combattu cette prétention bizarre de M. Broussais, qui fait dépendre la différence des fièvres inflammatoire, bilieuse, muqueuse, etc., de la simple différence des tempéramens individuels, ce qui ferait supposer que tous les malades traités à Londres par Sydenham étaient d'un tempérament sanguin ; que ceux traités à Gœttingue par Rœderer et Wagler, à Naples par Sarcone, étaient doués de tempéramens lymphatiques; que Finke à Teklembourg, et Tissot à Lausane, n'eurent affaire qu'à des tempéramens bilieux.

Pas de réponse.

6°. J'ai dit que les succès obtenus par l'émétique, au début d'un très-grand nombre de fièvres, prouvaient que ces fièvres n'étaient pas des gastro-entérites, car ici la révulsion, que quelques *physiologistes* invoquent pour se tirer d'embarras, ne saurait trouver d'application, puisque l'irritant serait déposé sur la partie même irritée.

M. Roche n'a rien répondu quant au principe. Il est même convenu que l'émétique est utile dans quelques cas, en ajoutant qu'il est souvent nuisible.

Vous voyez que ce n'est pas là répondre à mon objection; car si l'émétique est utile dans certains cas, ces cas ne sont donc pas des gastro-entérites, à moins que les irritans ne soient le remède de l'irritation ; ce dont les *physiologistes* ne voudraient certainement pas convenir.

7°. Pour dernier argument, j'ai opposé aux prétentions de l'école *physiologique*, tantôt l'absence totale de lésions cadavériques dans l'estomac et le tube intestinal; tantôt l'absence de lésions suffisantes pour rendre raison des symptômes qui ont existé pendant la vie. J'ai cité à l'appui des autorités non-suspectes.

M. Roche, pour toute réponse, se borne à dire « que ce chapitre de mon livre est faible ; que mes autorités se réduisent à cinq ou six (notez bien que M. Broussais lui-même en est une), et que je n'ai pas donné sur cette question des preuves anatomico-pathologiques qui me fussent propres, parce que je n'en avais pas. »

Voici ma réplique : « Je peux répondre en deux mots à M. Roche que j'ai fait autant et peut-être plus d'autopsies qu'il n'en a jamais faites lui-même. Si je n'ai pas rapporté des observations qui me fussent propres, j'en ai dit la raison. C'est que je regarde comme très-souvent fausses et toujours suspectes les observations et les autopsies fournies par les systématiques à l'appui de leurs opinions. En repoussant les faits observés par eux, je m'interdisais le droit de leur opposer ceux que j'ai pu observer moi-même ; j'ai donc préféré les observations faites par les médecins tout-à-fait désintéressés dans la dispute, en laissant au temps le soin de la terminer. N'était-ce pas là le meilleur parti à prendre pour convaincre les lecteurs impartiaux ? »

M. Roche n'a plus rien dit.

QUESTIONS DIVERSES.

Cette discussion épuisée, M. Roche n'en aborde plus aucune autre sérieusement. Il parle, il est vrai, du TYPHUS, de la PESTE, des FIÈVRES ÉRUPTIVES, mais seulement pour pouvoir dire qu'il en a parlé. Voici à quoi se borne sa critique.

J'ai dit qu'il n'y a pas de symptômes locaux de gastrite dans le typhus, car c'est principalement pour cette fièvre que M. Broussais a admis sa gastrite sans douleur locale. Il est évident que je voulais indiquer par là, l'absence de la *douleur épigastrique*, comme symptôme local de l'inflammation de l'estomac.

M. Roche a trouvé parmi les mille et un symptômes du typhus la perte d'appétit, la soif, le désir des boissons froides et acides, les nausées, les vomissemens, les coliques, le météorisme et les selles fétides, qu'il range parmi les symptômes locaux de la gastrite; et comme il pensait bien que cela ne suffisait pas, il a ajouté un sentiment de serrement et de pesanteur épigastrique que les malades éprouvent au début, et l'ardeur brûlante d'entrailles, la sensibilité vive, qu'on observe à la fin de la maladie.

A cela je réponds que le serrement et la pesanteur épigastriques du début, outre qu'ils sont loin d'exister toujours, ne suffisent pas pour faire admettre l'existence de l'inflammation de l'estomac, telle qu'elle devrait être pour donner lieu à une maladie aussi grave que le typhus; et que l'ardeur brûlante, la sensibilité vive, le météorisme, les selles fétides, ne s'observent qu'à la fin de la maladie, c'est-à-dire, lorsque le miasme septique a porté son action sur le tube digestif, comme sur tous les autres organes. Cela prouve ce que je voulais prouver, savoir : que la gastrite n'est pas le principe, le point du départ de la maladie, mais un des résultats de l'affection générale qui constitue le typhus.

J'ai dit encore dans la même lettre, que l'irritation sympathique du cerveau, considérée comme l'entend M. Broussais, ne pouvait pas rendre raison de la prostration des forces musculaires et de la stupeur, qui sont les symptômes dominans et caractéristiques du typhus.

M. Roche me trouve ici en opposition avec MM. Lallemand, Rostan, Georget, Bouillaud, etc., qui ont placé au nombre des symptômes de l'inflammation du cerveau, l'hébétude, la stupeur, l'assoupissement et la paralysie progressive.

J'ai répondu : « M. Roche oublie toujours d'ajouter que je raisonne dans l'hypothèse *physiologique*, c'est-à-dire, dans la supposition que l'inflammation n'est que l'exaltation des phénomènes qui attestent l'état de vie (Broussais). » Or, il est évident que l'exaltation des phénomènes qui attestent l'état de vie du cerveau ne sauraient être l'hébétude, la stupeur, la prostration, et que, si les auteurs cités attribuent ces symptômes à l'inflammation, c'est qu'ils considèrent celle-ci tout autrement que ne fait M. Broussais.

A l'occasion de la peste, M. Roche se borne à critiquer une phrase où je dis que la saignée serait dangereuse dans cette maladie. Il me cite Chirac, Bertrand, Massaria, Septalius, Buchan, M. Desgenettes, qui n'ont pas craint de l'employer ou de la prescrire.

M. Roche aurait pu citer cent noms de plus contre moi ; mais aussi je pourrais en citer deux cents contre lui ; car on trouve des auteurs à l'appui de toutes les opinions. Mais si la saignée est le remède de la peste, pourquoi fait-elle tant de victimes ? Le remède est pourtant bien facile, et l'on peut en user à toutes les doses.

Sur les fièvres éruptives, telles que la variole, la rougeole, la scarlatine, c'est encore une seule phrase qui attire l'attention de M. Roche. J'ai fait dire à M. Broussais que la maladie principale est la gastro-entérite, et que c'est la gastro-entérite qui produit l'éruption. M. Roche déclare que cette proposition est une absurdité, et il demande s'il y a de la bonne foi à en gratifier la nouvelle doctrine pour la critiquer plus à son aise.

Réponse : « Cette absurdité, voici où je l'ai trouvée. » M. Broussais dit. « C'est par une gastro-entérite, premier effet de l'agent contagieux, que débute la variole, etc. » (Prop. 142). M. Broussais ne reconnaît pas de maladie générale. La maladie primitive locale est donc, selon lui, une inflammation gastrique. Cette inflammation se réfléchit sur la peau et produit l'éruption ; il n'y a pas d'autre moyen d'entendre la théorie *physiologique*. Vous allez crier à l'interprétation : attendez, voici comment M. Broussais s'interprète lui-même. « A l'irritation des viscères, dit-il ailleurs, succède au bout d'un certain temps, celle de la peau, *qui lui sert de crise ou de métastase.* » (Exam. pag. 477). Cela est positif : M. Roche sait très-bien que la crise et la métastase *physiologiques* ne sont que le transport d'une irritation d'un point à un autre, que « la marche de l'irritation de l'intérieur à l'extérieur. » (B. Prop. 94). Lors donc que l'éruption a lieu dans la variole, la rougeole, la scarlatine, c'est l'irritation gastrique qui a marché de l'estomac vers la peau pour y produire cette éruption. Que M. Roche réponde. A qui appartient l'absurdité? Vous verrez peut-être que puisqu'elle appartient à la doctrine *physiologique*, ce ne sera plus une absurdité.

Réplique : « J'ai demandé à M. Miquel quel était le médecin qui avait avancé cette proposition absurde, savoir : que dans la scarlatine, la rougeole et la variole, c'est la gastro-entérite qui produit l'éruption. M. Miquel me répond hardiment que c'est M. Broussais. Je n'aurai pas besoin de me livrer comme lui à des interprétations forcées pour prouver le contraire ; il me suffira de citer la proposition de l'*Examen*, où il est parlé de la variole. La voici : « C'est par une gastro-entérite aiguë, *premier effet* de l'agent contagieux, que débute la variole. La phlegmasie cutanée *la remplace* et la termine lorsque les pustules sont en petit nombre, etc. » Ainsi la gastro-entérite est, suivant M. Broussais, le *premier effet* de l'agent contagieux. Or, dire que cet agent a un premier effet, c'est bien reconnaître qu'il en a un second. Et quel peut donc être ce second effet, si ce n'est l'éruption, lorsqu'il n'y a plus que cela dans la maladie? D'ailleurs l'auteur de la proposition ajoute que l'éruption *remplace* la gastro-entérite, et se serait-il exprimé ainsi, s'il eût été dans sa pensée que la phlegmasie cutanée fût produite par l'inflammation interne ? »

Vous voyez bien que la réplique de M. Roche ne détruit pas du tout ma réponse ; je lui cite textuellement un passage de M. Broussais où il est dit que l'éruption n'est que la crise ou la métastase de la gastrite. Ce passage est concluant ; aussi M. Roche n'y touche pas. Il commente un autre passage qui semble dire le contraire.

Qu'est-ce que cela prouve? que M. Broussais a émis deux opinions sur la même question ; l'une vraie, selon M. Roche, et l'autre absurde, toujours selon M. Roche.

Remarquez, je vous prie, que dans toutes ces dernières critiques, M. Roche se borne à attaquer quelques propositions isolées sans toucher au fond des questions. Les objections que j'ai faites à la théorie de M. Broussais sur toutes ces matières sont si nombreuses et si concluantes ; les contradictions que je lui ai reprochées sont si palpables, qu'il est vraiment étonnant que M. Roche les ait passées sous silence pour s'attacher à des questions incidentes. C'est pour le coup qu'on pourrait dire qu'il a attaqué mon livre par les girouettes. Il est plus expéditif encore au sujet des fièvres intermittentes, des hémorragies, de la gastrite chronique, des névroses. Il aurait désiré, dit-il, pouvoir relever les erreurs et les sophismes que j'ai entassés dans les lettres où ces matières sont traitées. Mais le temps lui a manqué, ou peut-être quelqu'autre chose, quoique la bonne volonté ne lui manquât pas. Ici donc il laisse croire aux lecteurs qu'il avait bien d'autres erreurs à me reprocher. Mais un peu plus tard il a dit à d'autres lecteurs qu'il avait relevé *toutes* les erreurs que mon livre lui avait paru renfermer. La première assertion n'était donc qu'une figure de rhétorique.

Mortalité du Val-de-Grace.

De quoi s'agit-il ici? et quel est le premier qui a soulevé cette discussion importante, que quelques personnes timorées trouvent trop délicate pour être mise sous les yeux du public? Avant l'année 1821, la nouvelle doctrine était peu connue, et personne ne songeait à prouver ses avantages ou ses dangers par des tables de mortalité. Ce fut M. Broussais lui-même qui s'empara de cet argument au profit de son système; mais sans rien préciser à ce sujet, il se borna à déclarer d'une manière générale que « les tables de mortalité avaient déposé formellement en sa faveur. » Il ajouta que sa doctrine « devait avoir prochainement sur la population une influence plus marquée que celle de la vaccine. » Cette assertion ne fut pas relevée. Chacun en pensa ce qu'il voulut; et comme personne n'était attaqué, personne ne songea à se défendre.

Un an plus tard. M. Broussais entreprit un journal pour répandre de plus en plus ses principes. Cette fois, il ne se contenta pas de les vanter, il accusa ceux qui ne les suivaient pas de perdre un malade sur cinq, tandis que ceux qui les suivaient en perdaient à peine un sur trente. L'alternative était pressante; il fallait se faire *physiologiste* pour ne pas rester sous le poids d'une accusation qui équivaut à celle d'assassinat, ou prouver que l'assertion du chef des *physiologistes* n'était pas vraie. C'est ce dernier parti que nous prîmes.

Au mois d'avril 1824, M. Bousquet publia dans la *Revue médicale* le tableau de mortalité du Val-de-Grâce, qui se trouve dans ma vingt-unième lettre. Il résultait de ce tableau que des quatre médecins dont on donnait la mortalité, M. Broussais était celui qui avait perdu constamment le plus de malades.

Vous avez lu dans mon ouvrage la réponse de M. Broussais à ce tableau, et la discussion qui s'en suivit. Dans cette réponse, M. Broussais ne conteste point l'exactitude des chiffres qui lui sont opposés. Il cherche seulement à prouver que si sa mortalité est plus forte que celle de ses collègues, cela tient à ce qu'il recevait les maladies les plus graves dans ses salles. Du reste, il ne retranche rien de ses prétentions, et, renchérissant encore sur ce qu'il avait déjà avancé, il assure que l'on perd, en suivant sa doctrine, *vingt fois moins* de malades que l'on n'en perdait autrefois.

Personne ne fut la dupe de ces exagérations ; ses amis même des *Archives* déclarèrent que cette réponse ne prouvait rien contre un document aussi significatif; et ce tableau fut dès-lors généralement regardé comme authentique ; voilà pourquoi je le consignai dans mes Lettres avec la discussion toute entière à laquelle il avait donné lieu.

Deux ans après la publication de cet ouvrage, M. Roche arrive avec de nouveaux documens et recommence la discussion.

Son système de défense se réduit à trois points principaux. 1°. Il conteste l'exactitude du tableau ; 2°. il récuse toute comparaison entre le service de M. Broussais et celui de ses collègues ; 3°. il soutient que M. Broussais ne s'est pas vanté de perdre à peine un malade sur trente. M. Broussais fils est venu à l'appui de M. Roche par la publication des résultats de la clinique de M. Broussais pendant cinq mois. M. Bousquet s'est chargé de répondre à M. Roche ; j'ai répondu à M. Casimir Broussais : voici le résumé des débats.

1°. Le tableau de mortalité, publié en 1824, est-il exact dans toutes ses parties ?

Je remets ici sous vos yeux le tableau dont il est question.

Années.	M. Vaidy.	M. Desgenettes.	M. Pierre.	M. Broussais.
1815	1 sur 17	1 sur 17	1 sur 16	1 sur 11
1816	1 sur 24	1 sur 24	1 sur 25	1 sur 19
1817	1 sur 18	1 sur 18	1 sur 24	1 sur 14
1818	1 sur 15	1 sur 15	1 sur 20	1 sur 12
1819	1 sur 12	1 sur 12	1 sur 18	1 sur 8

M. Roche commence par déclarer qu'il n'a pu compulser les cahiers de visite des quatre premières années, parce que ces cahiers sont détruits, dès qu'ils cessent d'être utiles à la comptabilité. Mais il a obtenu des renseignemens de MM. les administrateurs du Val-de-Grâce, de M. le sous-intendant militaire et de M. Broussais lui-même. D'après ces renseignemens, il rélève beaucoup d'erreurs dans le tableau, et après des insinuations auxquelles ceux qui l'ont publié ont dédaigné de répondre, il leur laisse la seule ressource de déclarer qu'ils ont été trompés les premiers. Certes, d'après ce que j'ai dit plus haut, leur erreur était excusable, puisqu'ils avaient, depuis plus de deux ans, M. Broussais lui-même pour complice. Mais n'importe ; il n'y a pas de prescription pour la vérité. « Quand on s'est trompé de bonne foi, dit M. Bousquet, il en coûte peu d'avouer ses erreurs. Loin de déguiser les miennes, je veux les mettre dans tout leur jour. »

Pour cela, M. Bousquet a publié plusieurs tableaux beaucoup plus détaillés que le premier, et le résultat général a été la formation d'un nouveau tableau, qui, rectifié d'après les remarques de M. Roche, peut désormais être regardé comme authentique. Le voici.

ANNÉES.	M. Vaidy.	M. Desgenettes.	M. Pierre.	M. Broussais.
1815	1 sur 20 ½	» »	1 sur 16	1 sur 11
1816	1 sur 27	1 sur 78	1 sur 193	1 sur 19
1817	1 sur 14	1 sur 14	1 sur 167	1 sur 16
1818	1 sur 28	1 sur 12	1 sur 27	1 sur 14
1819	1 sur 22 2/7	1 sur 21 ½	1 sur 16	1 sur 8. ½

Vous n'aurez pas de peine à remarquer que les erreurs du premier tableau sont presque toutes relatives aux autres médecins, dont le nécrologe se trouvait plus chargé qu'il ne doit l'être réellement ; tandis que dans celui de M. Broussais, les nombres sont les mêmes pour deux années, et les différences des trois autres sont presque insensibles ; en sorte que sa mortalité moyenne qui, d'après le premier tableau, était 1 sur 13 moins 1/5, se trouve d'après le second de 1 sur 13 plus 1/10.

Voilà donc le premier point de la discussion parfaitement éclairci : *La mortalité de M. Broussais est de beaucoup supérieure à celle de ses collègues.*

Passons à la seconde question.

LES SERVICES DES QUATRE MÉDECINS CITÉS SONT-ILS COMPARABLES ?

Forcé de reconnaître que M. Broussais a perdu constamment plus de malades que ses collègues, M. Roche cherche à établir que leurs services ne sont comparables sous aucun rapport. Ils ne sont pas comparables

Sous le rapport de la Nature des maladies.

1°. Parce que M. Broussais n'a jamais eu que des fièvreux dans ses salles, tandis que le service de M. Pierre était, en 1816 et 1817, entièrement composé de galeux, et en 1819, en partie de galeux encore et de prisonniers mangeant les trois-quarts.

M. Bousquet convient, d'après les nouveaux documens qui lui ont été remis, qu'en 1816, 1817 et 1819 le service de M. Pierre était réellement composé de galeux en tout ou en partie, « mais, ajoute-t-il, qu'à-t-on à dire pour 1815 et 1818? »

M. Roche répond que M. Pierre n'a fait que *six mois* de service en 1815, et il ajoute spontanément l'année 1818 à celles où M. Pierre avait des galeux. Mais il n'avait pas parlé de cette année dans son premier article. Quant aux six mois de service en 1815, ce temps n'est-il pas plus que suffisant pour établir une comparaison ? Or, dans cette année, M. Pierre a perdu 1 malade sur 16, et M. Broussais 1 sur 11.

2°. Parce que le service de M. Vaidy était, en 1816, 1818 et 1819, composé comme celui de M. Pierre dans cette dernière année.

M. Bousquet répond à cette assertion par le passage suivant d'une lettre de M. Vaidy. « A Paris comme à » Vienne, à Berlin, à Varsovie, à Presbourg, à Sala- » manque, etc., j'ai désiré faire des expériences sur » le traitement de la gale, et c'est d'après ma demande » que me fut confiée une salle de *galeux-fiévreux*; » mais ces malades avaient, outre leur affection pso- » rique, des inflammations de l'estomac, du poumon, » du cerveau, tout comme ceux des autres salles; il en » résultait seulement pour moi une difficulté plus » grande dans le traitement des inflammations chro- » niques, et peut-être aussi des chances un peu plus » grandes de mortalité.... »

3°. Parce que le service de M. Desgenettes, du médecin en chef, « n'était pas composé de fiévreux en » 1816, puisque la mortalité n'y a été que d'un malade » sur 78, résultat qu'on obtient à peine dans les salles » des blessés. »

M. Bousquet répond : Remarquez, je vous prie, la logique de M. Roche. Il est si persuadé de la prééminence de la doctrine *physiologique*, que s'il connaît un médecin plus heureux que son maître, il en conclut de suite qu'ils n'ont pas les mêmes malades. C'est ce qu'il vient de dire de M. Desgenettes; c'est ce qu'il va dire de M. Vaidy. Voyant qu'en 1816 et 1818 ce médecin n'a perdu qu'un malade sur 27 et 28, il en conclut que ses salles étaient composées comme en 1819, où il ne perdit qu'un malade sur 22. Or, il nous apprend qu'en 1819 il y avait dans ses salles des galeux et des prisonniers. M. Vaidy nous a dit lui-même quels étaient ces galeux : il nous reste à parler des prisonniers que

M. Roche prend décidemment sous sa protection, et pour prouver qu'ils ne meurent pas, il soutient qu'ils ne prennent pas de médicamens et qu'ils mangent les trois-quarts. Peu en peine de ce qu'ils mangent, je soutiens à mon tour que, proportion gardée, la mortalité est beaucoup plus considérable parmi eux que parmi les autres malades. La différence à cet égard est même si grande, que, comme on l'a dit, l'autorité militaire ordonna, l'année dernière, sur la demande du médecin de ce service, une enquête pour en rechercher les causes. Mais ces causes tiennent, pour la plupart, à la situation morale des hommes, et il n'est pas au pouvoir de l'administration d'y remédier. Aussi les prisonniers continuent-ils à mourir. Il n'y a que quelques mois que, dans un espace de temps déterminé, un service de 180 malades a donné 15 morts; or, sur ces 15 morts il y avait 7 prisonniers lesquels n'étaient qu'au nombre de 40 à 45. Ensorte que 45 prisonniers ont fourni autant de morts, moins un, que 135 malades libres.

A cela M. Roche réplique : « Les galeux reçus dans les salles de M. Broussais avaient aussi la fièvre, autrement ils n'y auraient pas été envoyés; c'est à M. Pierre qu'on les eût adressés. Il y a donc parité sous ce rapport, et non pas désavantage pour M. Vaidy. Au contraire, il ne tardait pas à en résulter un désavantage réel pour M. Broussais, et la preuve en est facile à donner. M. Broussais évacuait ses galeux quand ils étaient guéris de la fièvre; M. Vaidy, au contraire, gardait les siens pour faire des expériences sur le traitement de la gale, ainsi qu'il nous l'a dit lui-même. Qu'en résultait-il? Une erreur capitale dans le calcul de la mortalité de M. Broussais. En effet, pour rendre la chose bien claire, supposons que M. Broussais et M. Vaidy ont chacun vingt malades, dont dix atteints de la gale en même temps que de la fièvre, M. Broussais, après avoir débarrassé ses dix galeux de la fièvre, les évacuera sur un autre service; M. Vaidy, au contraire, conservera tous ses malades indistinctement jusqu'à complète guérison. Qu'il meure deux hommes dans chaque service, comme M. Broussais n'aura que huit sortans, on fera ce calcul; deux morts sur huit sortans; donc la mortalité est de un sur quatre; M. Vaidy, au contraire, qui a gardé tous ses malades, aura dix-huit sortans pour deux morts; et l'on en conclura avec raison que sa mortalité est de 1 sur 9. Ainsi, avec les mêmes malades, le même nombre de guérisons et le même nombre de morts, la mortalité de M. Broussais paraîtra plus que double de celle de M. Vaidy.

« Quant aux prisonniers du service de M. Vaidy, pour prouver qu'ils étaient peu malades, j'ai rapporté qu'ils mangeaient les trois-quarts de portion. M. Bousquet a prétendu d'abord qu'en leur accordant ainsi généreusement cette quantité d'alimens, je me permettais une insinuation coupable ayant pour but de tromper sur la gravité de leur position. Mais, le cahier de visite de M. Vaidy à la main, je lui ai fait voir que je n'avançais rien que de vrai. »

Pour l'année 1819 soit : mais, pour 1816 et 1818, où M. Roche avait-il pris les cahiers de visite, qu'il a déclaré ne plus exister ?

Sous le rapport de la Gravité des maladies.

M. Broussais avait prétendu et M. Roche soutient que les salles de M. Broussais étant consacrées à la clinique, le chirurgien de garde a toujours eu l'ordre d'y envoyer les malades le plus gravement affectés. Vous avez vu, par la lettre de M. Desgenettes qui se trouve dans mon ouvrage, que cet ordre aurait été donné, non pas pour les salles de clinique, mais pour les salles du médecin en chef. Or, M. Desgenettes était alors médecin en chef, donc ce n'était pas M. Broussais qui devait recevoir les maladies les plus graves.

« Mais, dit M. Roche, M. Desgenettes n'a fait son service que pendant dix mois, en cinq ans, c'était donc à M. Broussais que les maladies graves devaient échoir. »

Il eut été plus naturel de conclure qu'elles étaient partagées entre tous : mais est-il vrai que M. Broussais se reservât les hommes les plus malades? M. Bousquet pose cette question et y répond en ces termes : « Plusieurs de ses collègues, interrogés sur ce fait, ont répondu (remarquez leur discrétion) qu'il n'était pas venu jusqu'à eux. En d'autres termes, ils n'en avaient jamais entendu parler avant le commencement de cette discussion. A défaut de renseignemens plus positifs, je me suis adressé aux chirurgiens sous-aides eux-mêmes : même réponse. Or, il est bien clair que ceux-là du moins, qui n'avaient pas connaissance de la consigne, ne l'ont pas observée. »

M. Roche s'appuie de la lettre de M. Desgenettes, d'un oui-dire de M. Damiron, et du témoignage de MM. Bégin, Boisseau et Desruelles ; il défie M. Bousquet de nommer un seul des chirurgiens interrogés par lui. M. Bousquet réplique en citant le témoignage de M. Duvivier, de M. Denis, maintenant aide-major à Picpus, et la lettre suivante de M. Vaidy :

« Vous me demandez s'il est vrai que M. Broussais » recevait les maladies les plus graves, et qu'il rem- » plissait nos salles de ses convalescens ? Cette question » est si étrange, qu'elle a l'air d'une plaisanterie. Je » répondrai, en général, que jamais, à ma connais- » sance, depuis trente-deux ans que je sers dans les » hôpitaux militaires, un médecin, quelque infériorité » de talent qu'on lui supposât, n'a subi l'humiliation » d'alimenter, durant la convalescence, des malades » qu'il n'avait pas traités dans l'état de maladie. Puis, le » médecin en chef, que nous avions alors, était trop équi- » table pour établir une distinction aussi outrageante » entre M. Broussais et ses collègues, parmi lesquels » il y en avait un revêtu depuis plusieurs années du » titre de médecin principal d'armée. D'ailleurs la dé- » licatesse de M. Broussais ne lui eût pas permis de se » prêter à une aussi criante iniquité. Si des maladies » plus graves se sont trouvées dans le service de » M. Broussais, ce n'a pu être que par ces circons- » tances fortuites qui se mêlent à toutes les choses hu- » maines ; ou bien, c'aura été peut-être, à l'insu de » tous les collègues de M. Broussais, l'effet d'une dé- » termination propre et spontanée de quelques chirur- » giens de garde, qui auront jugé à propos d'envoyer » les malades les plus gravement affectés dans les salles » du professeur de pathologie. »

Mais quand même cet ordre, ignoré de tant de monde, eût existé, était-il exécutable ? « A mesure, dit M. Bousquet, que l'hôpital se dégarnit, *le commis aux entrées* tient note des vides, et lorsqu'il vient de nouveaux malades, ce même *commis* désigne les places vacantes sans s'embarrasser de la gravité des maladies, qu'il est d'ailleurs hors d'état d'apprécier. »

M. Roche prétend que cette objection tombe d'elle-même, parce que, dans les hôpitaux militaires, c'est le chirurgien de garde qui *reçoit* les malades.

« D'accord, réplique M. Bousquet, le chirurgien de garde reçoit les malades en ce sens qu'il signe leur billet d'entrée; mais les place-t-il? désigne-t-il la salle ou le lit qu'ils doivent occuper? choisit-il le médecin qui leur donnera des soins? Non : tel tombe entre les mains de M. Broussais, qui, s'il était entré la veille, serait tombé entre celles de M. Damiron ou de M. Coutanceau. »

M. Roche se contente de répondre qu'on ne peut pas croire que l'on ait donné, pendant vingt ans de suite, un ordre qui ne pouvait pas être exécuté.

Sous le rapport de la durée du service.

M. Roche soutient que les services ne sont pas comparables sous le rapport du temps, parce que, « pendant les cinq années sur lesquelles porte l'accusation, M. Broussais a fait *quatre ans et quatre mois* de service, tandis que, dans le même espace de temps, M. Desgenettes n'a fait le sien que pendant *dix mois*, M. Pierrre, en 1815, pendant *six mois* seulement, et M. Vaidy, en 1819, pendant *un seul mois*. »

M. Bousquet fait remarquer cette singulière tournure de phrase par laquelle M. Roche désigne le service de M. Broussais pendant les cinq ans, et celui de

MM. Pierre et Vaidy pendant une seule année pour chacun. N'eût-il pas été plus simple de dire que « M. Broussais ayant fait son service pendant *quatre ans et quatre mois*, M. Pierre fit le sien pendant *quatre ans et six mois*, et M. Vaidy pendant *quatre ans et un mois*. A la vérité, on ne comprend plus comment des services qui ont duré le même espace de temps, à deux ou trois mois près, ne sont pas comparables sous le rapport du temps; mais M. Roche nous expliquera cela peut-être un jour. »

M. Roche ne l'a pas expliqué.

De la discussion qui précède, il résulte que les services de MM. Pierre, Vaidy, Desgenettes, n'ont pas été comparables pour toutes les années avec celui de M. Broussais; mais qu'il y a plusieurs années pendant lesquelles le parallèle peut et doit être justement établi. Ce parallèle étant défavorable à M. Broussais, il en résulte que sa pratique a été, en général, moins heureuse que celle de ses collègues.

M. Broussais s'est-il vanté de perdre a peine un malade sur trente, en accusant ceux qui ne suivent pas sa doctrine d'en perdre un sur cinq?

La mortalité moyenne dans le service de M. Broussais, se trouvant, d'après les débats que je viens de mettre sous vos yeux, de 1 sur 13 ⅔ environ, M. Roche aurait pu convenir que son maître avait un peu trop enflé ses succès et diminué son nécrologe; mais M. Roche veut tout justifier, même cette phrase du Prospectus des *Annales*. « Dans les hôpitaux où elle » a été adoptée (la doctrine physiologique) la diminu- » tion de la mortalité a été si considérable, qu'au lieu

» de perdre un malade sur cinq, à peine a-t-on la » douleur d'en regretter un sur trente. »

Cette phrase a été comprise de deux manières différentes. On a cru généralement que M. Broussais voulait parler de sa pratique particulière, de son propre service au Val-de-Grâce. C'est dans ce sens qu'elle lui a été d'abord reprochée, et M. Broussais n'a pas récusé cette interprétation. Vous l'avez pu voir dans la discussion sur le tableau de mortalité, rapportée dans ma vingt-unième lettre. M. Roche a trouvé une explication différente, à laquelle M. Broussais lui-même n'avait pas songé. DANS LES HOPITAUX *où la doctrine physiologique a été adoptée*, s'est-il dit : cela est évident, M. Broussais a voulu parler d'un hôpital en masse, où se trouvent des galeux, des vénériens, des blessés, etc. Dans ces hôpitaux, on ne perd, en suivant la nouvelle doctrine, qu'un malade sur trente, en combinant la mortalité de tous les services. Pour appuyer ce raisonnement, M. Roche met dans la bouche de M. Broussais l'allocution suivante. « Vous prétendez que j'ai voulu faire croire que je ne perdais qu'un malade sur trente, et que par conséquent j'ai cherché à surprendre la bonne foi de mes confrères. Quoi! Monsieur, pour pouvoir bâtir cette folle accusation, il ne faut pas moins que me supposer capable d'un mensonge public; il faut admettre que, médecin d'une clinique fréquentée par de nombreux élèves, j'ai été assez imprudent pour avancer des faits mensongers que cent bouches pouvaient à l'instant même démentir; il faut tordre un texte; il faut lui donner une interprétation jésuitique, et vous ne reculez pas devant tant de folie! »

Cette allocution, d'ailleurs très-édifiante, est toute d'invention. Quand M. Broussais a parlé sans interprète, il n'a jamais parlé de la sorte. « Relisez, dit M. Bousquet, sa réponse à notre premier tableau. Là, il n'interprète nullement le *Prospectus des Annales* comme l'interprète M. Roche. Il le défend au contraire et le fortifie. Loin de convenir qu'il y ait de l'exagération dans ce qu'il a dit, il soutient que les avantages de la médecine *physiologique* sont *immenses*, *prodigieux*. « Ils sont tels, ajoute-t-il, que plusieurs » médecins militaires, pratiquant sur des maladies *ai-* » *guës*, dans les hôpitaux nouvellement ouverts, n'ont » pas même perdu un malade sur cent. Ce résultat » vient d'être obtenu en Espagne, ce qui n'arrivait ja- » mais autrefois. » Dans le même écrit, on lit : « Tous » ceux qui suivent ma clinique avec assiduité savent » que nous ne perdons jamais de maladies *aiguës*, » quelle que soit leur gravité, quand on nous les ap- » porte les premiers jours. » Voilà comme il répond au reproche d'exagération, c'est en exagérant encore. Maintenant, je le demande, croit-on que le maître n'exalte les élèves que pour se rabaisser ? Croit-on qu'il leur accorde le privilége de ne pas perdre un malade sur cent, et qu'il se refuse celui de n'en perdre qu'un sur trente ?

A la vérité, il se glorifie de leurs succès en les rapportant à ses principes ; mais apparemment il suit dans sa pratique ce qu'il enseigne dans ses leçons, et dès-lors pourquoi serait-il plus malheureux que ses disciples ? Pour moi, je l'avouerai, si quelque chose m'étonnait, c'était de voir si peu d'accord entre les éloges qu'il faisait de sa doctrine et les résultats de sa clinique, entre les mots et les chiffres. Aussi s'est-il bientôt aperçu de la contradiction : il a bien senti que c'était trop peu d'estimer les avantages de la médecine *physiologique* SIX FOIS au-dessus des avantages de l'éclectisme, comme l'établissait la proportion d'un sur 30, comparée à celle d'un sur 5. M. Broussais est donc revenu sur ses pas, et pour le coup il a déclaré que « ce » n'est pas assez de dire en général que l'on perd, en » suivant la doctrine physiologique, VINGT FOIS moins » de malades que l'on ne faisait autrefois. » A la vérité, cela n'est pas également facile à comprendre pour tous les esprits; car enfin, dit M. Miquel, « si M. Broussais, *physiologiste*, a perdu, en 1819, un malade sur 8 ½, comment aurait-il fait, s'il n'avait pas été *physiologiste*, pour en perdre *vingt fois* davantage ? Il aurait dû avoir un peu plus de deux morts pour chaque malade. Heureuse la doctrine qui sait prévenir un pareil résultat! »

Malgré ces textes formels, auxquels nous ajouterons tout à l'heure ceux de M. Broussais fils, M. Roche persiste dans l'interprétation littérale de la première phrase incriminée. Il garde un silence absolu sur les trois autres qui lui servent de commentaire, et dans lesquelles il est dit que les médecins *physiologistes* d'Espagne n'ont perdu qu'un malade sur 100; que ceux du Val-de-Grâce guérissent toutes les maladies aiguës lorsqu'on les leur apporte dès leur début; enfin, que tout *physiologiste*, quel qu'il soit, perd *vingt fois* moins de malades que les *non-physiologistes*. M. Roche ne dit pas un seul mot de ces passages : mais il continue à écrire que M. Broussais ne s'est jamais vanté de ne perdre qu'un malade sur 30.

Il est vrai que M. Broussais ne s'est pas vanté seulement de cela, il a encore accusé ceux qui ne pratiquent pas sa doctrine de perdre 1 malade sur 5. Ici l'interprétation de M. Roche tourne contre lui, car, dit M. Bousquet, « si M. Broussais a voulu parler d'un hôpital en masse, il a avancé un fait faux, et, de plus, calomnieux; car il n'est point d'hôpital militaire où fiévreux, blessés, galeux et vénériens réunis, donnent une mortalité d'un sur 5. »

« Voici la réponse de M. Roche. En 1814, 13,245 malades sont sortis guéris du Val-de-Grâce; il en est mort 2,345; donc la mortalité a été de un sur cinq et demi. M. Bousquet ne manquera de m'objecter, que l'année 1814 a été désastreuse sous tous les rapports et doit être mise hors de ligne. Je pourrais lui répondre qu'il a prétendu que *jamais, dans aucun hôpital*, on n'eut à regretter un malade sur cinq, *pas même dans les temps d'épidémie*, et que par conséquent il s'est interdit la ressource de pouvoir invoquer aucune exception. Mais j'aime mieux lui opposer encore des chiffres. En 1807, il est sorti 3,919 malades du Val-de-Grâce, et il en est mort 696; donc la mortalité a été d'un sur cinq deux tiers. Et il n'y a pas eu d'épidémie dans cet hôpital en 1807; bien loin de là, excepté en 1800 et en 1823, on n'y a jamais vu aussi peu de malades depuis le commencement du siècle. »

Ainsi M. Roche ne trouve un exemple de cette mortalité dont on accuse les *non-physiologistes* que dans l'année 1814, marquée par une épidémie de typhus, et l'année 1807, sur laquelle il n'a pu avoir aucuns renseignemens. Cependant, en disant d'une manière générale qu'avant sa doctrine on perdait un malade sur cinq, M. Broussais a fait et a voulu faire entendre que c'était là et que c'est encore la mortalité habituelle des médecins *non-physiologistes*. Or, cette mortalité moyenne du Val-de-Grâce, pendant 14 années, où la nouvelle doctrine n'existait pas encore, calculée par M. Roche lui-même, n'a été, malgré la guerre et les épidémies que de 1 sur 16, de 1 sur 11, de 1 sur 10, suivant les diverses époques. Il est difficile de comprendre après cela comment M. Roche cherche encore à justifier son maître d'avoir écrit qu'elle était de 1 sur 5, en s'appuyant sur deux années exceptionnelles et négligeant les douze autres. Je vous laisse à décider si ce procédé est impartial, et si M. Broussais n'a dit que la vérité.

MORTALITÉ GÉNÉRALE DU VAL-DE-GRACE.

La discussion précédente en a amené une autre sur la mortalité, non de chaque service en particulier, mais de tous les services réunis. M. Roche a présenté un tableau duquel il résulterait que le moins qu'on perdit de malades, avant 1815, c'était 1 sur 16, tandis que, de 1815 à 1819 inclusivement, on n'en a perdu que 1 sur 28.

M. Roche défiait notre imagination de trouver des raisons de cette diminution de la mortalité du Val-de-Grâce, autres que la pratique de la médecine *physiologique*.

Je répondis : « Pour aider un peu l'imagination de M. Roche, un enfant pourrait lui dire que les quatorze premières années de ce siècle sont des années de guerre, et de la guerre la plus meurtrière. Cet enfant lui ferait observer que, pendant ces quatorze années, les régimens qui arrivaient de toutes les parties de l'Europe, épuisés par la fatigue et les privations de toute espèce, traînant avec eux le typhus et toutes sortes de maladies, laissaient dans les hôpitaux militaires, et par conséquent au Val-de-Grâce, les restes des malheureux qui avaient échappé aux horreurs des champs de bataille; que les conscrits, qui traversaient la France dans tous les sens, à moitié consumés par le regret d'avoir quitté leurs familles, allaient mourir à l'hôpital militaire; qu'il n'est pas étonnant dès-lors que la mortalité y fut considérable. Cet enfant pourrait ajouter qu'il est absurde de comparer à ces temps de calamité cinq années de paix, pendant lesquelles les soldats, bien nourris, bien vêtus, exempts de fatigues et de privations, sont envoyés à l'hôpital pour un mal d'aventure ou une fièvre éphémère; et si M. Roche voulait être raisonnable, il se rendrait à de pareilles raisons qui ne sont pas des suppositions difficiles à imaginer. »

M. Roche, dans sa réplique, refusa d'admettre cette explication : il dit que j'appelais en vain à mon aide la guerre et toutes ses calamités, y compris le typhus, et laissa entendre à ses lecteurs que la diminution de mortalité tenait uniquement à la doctrine *physiologique*.

Plus tard, M. Bousquet réfuta le parallèle des deux mortalités par les mêmes raisons que moi, en ajoutant encore d'autres considérations tirées des progrès de l'hygiène publique. M. Roche convint alors que ces raisons avaient quelque poids, et que le parallèle n'était pas très-juste. Voici ses propres paroles : « Mettons de côté les années 1810, 1811, 1812, 1813 et 1814. Cette période comprend le désastre de Moscou, la dernière campagne d'Allemagne et celle de France, et si pendant son cours, la mortalité du Val-de-Grâce s'est élevée à 1 sur 9 4/5, on le doit évidemment à nos revers, à ce que le théâtre de la guerre s'est de plus en plus rapproché de la Capitale, et enfin à ce que le typhus est venu ravager l'armée. On ne peut donc pas mettre la mortalité de ces cinq années en parallèle avec celle des cinq de paix qui les ont suivies; cela n'est pas douteux; et je prie M. Bousquet de croire que j'avais fait cette réflexion lorsque j'ai répondu à M. Miquel; mais elle ne m'avait pas arrêté, parce que je m'étais promptement aperçu qu'elle n'influait en rien sur les *résultats généraux* que j'avais à comparer. »

Remarquez, je vous prie, ces deux aveux : par le premier, M. Roche détruit la moitié de son parallèle; par le second, il déclare qu'il reconnaissait la vérité, lorsqu'il m'a répondu, mais qu'il l'a dissimulée; je n'ai pas besoin de vous dire dans quel intérêt.

Quant à l'autre moitié du parallèle, il soutient que, dans la période de 1800 à 1809, l'état du Val-de-Grâce, était à peu près le même que de 1815 à 1819 :

1° Parce que « le théâtre de la guerre était éloigné. » Mais n'était-il pas plus éloigné encore en 1812, lorsque nos armées étaient en Russie?

2°. Parce que « de nombreux hôpitaux militaires étaient organisés dans les armées et dans les villes frontières. » Mais la même organisation n'existait-elle pas en 1810, 11, 12, 13, etc?

3°. Parce que « La majeure partie des malades qui étaient traités au Val-de-Grâce, venaient de la garnison de Paris, comme aujourd'hui. » Mais les vétérans usés, qui composaient alors cette garnison, peuvent-ils être comparés aux soldats d'aujourd'hui, qui n'ont à supporter d'autre fatigue que celle de monter la garde, et d'autres maladies que celles produites par quelques écarts de régime? M. Roche le pense; nous ne le pensons pas; et personne ne le pensera. L'état de guerre rend donc toute comparaison impossible entre la mortalité de cette période et celle des cinq années de paix.

Les *résultats généraux* ne prouvent donc rien en faveur de la médecine *physiologique*; et les *résultats particuliers* du service de M. Broussais prouvent contre elle.

NOUVELLES EXPLICATIONS SUR LA MORTALITÉ DANS LE SERVICE DE M. BROUSSAIS.

Les débats en étaient là, lorsque, dans le mois de mai 1827, M. Broussais fils publia dans les *Annales de la médecine physiologique* le compte rendu de la clinique de M. Broussais pendant le dernier semestre. S'il pouvait rester encore quelques doutes sur le véritable esprit de la fameuse phrase citée plus haut, ces doutes seraient entièrement dissipés par la lecture de ce *Compte rendu*. M. Casimir Broussais y établit qu'il est entré dans les salles de clinique du Val-de-Grâce, pendant les cinq mois du semestre, 438 malades, sur lesquels 20 sont morts. Mais ce semestre est divisé en deux époques. Durant les trois premiers mois, il est entré 177 malades dont 5 moururent; ce qui fait une mortalité de 1 sur 35 2/5. Dans les deux derniers mois, il y eut une épidémie; il entra 261 malades, et il en mourut 15. Total : 438 malades et 20 morts, ce qui donne 1 mort sur 21 9/10. D'après cela, M, Casimir B.

donne comme résultat général de la clinique de M. Broussais, que ce médecin perd *un* malade sur *trente-cinq* 2/5, *en temps ordinaire*, et *un* malade sur *vingt-un* 9/10, *en temps d'épidémie* (1). M. Casimir B. déclare que tout ce qu'on a débité jusque là sur la mortalité de M. Broussais n'est que « sottises et faussetés. »

C'était là un démenti bien formel donné autant à M. Roche qu'à ses adversaires : l'élève avait donc pris une peine bien inutile pour porter la mortalité du maître à 1 sur 13 7/10, puisque celui-ci, récusant cette proportion, faisait publier en même temps par son fils qu'il ne perdait qu'un malade sur 35. Voici le mot de l'énigme :

Dans les discussions antérieures on avait calculé la mortalité d'après le nombre de malades *guéris* et le nombre de morts. On disait : sur 100 malades entrés, par exemple, il en est mort 10; il en est sorti guéris 90; proportion, ou mortalité : 1 sur 10.

M. Casimir B. découvrit que le calcul suivant serait plus avantageux : sur 100 malades entrés, il en est mort 3 au bout de trois mois : mortalité, 1 sur 33; il est vrai qu'il n'en est sorti de guéris que 50, et qu'il en reste encore 47 dans les salles, dont le quart, le tiers,

(1) Il y a une erreur palpable dans ce calcul. M. Casimir B. appèle *temps d'épidémie* tout le semestre, tandis qu'il n'indique que deux mois d'épidémie sur cinq. M. Casimir B. aurait dû dire : 5 morts sur 177 donnent 1 mort sur 35 2/5, pour les trois premiers mois. 261 malades et 15 morts donnent 1 mort sur 17 2/5 pour les deux derniers mois, et non pas 21 9/10. Mais on va voir ce qu'il faut penser de ce calcul et de cette épidémie.

la moitié, peuvent mourir plus tard ; mais cela ne nous regarde pas. La mortalité dans ces trois mois a été de 1 sur 33, et quoiqu'il arrive, nous ne sortirons pas de là.

Appliquant cette méthode de calcul perfectionnée à la clinique de M. Broussais pendant cinq mois, M. Casimir B. raisonne comme on l'a vu plus haut, et trouve 1 mort sur 35 malades, pour les trois premiers mois, 1 sur 21 $\frac{9}{10}$ pour tout le semestre.

Cependant M. Bousquet, en répondant à M. Roche, rappela ce calcul de M. Casimir B., et déclara que, d'après les renseignemens qu'il avait pris et en calculant la mortalité comme on l'avait calculée dans les années précédentes, M. Broussais avait perdu 1 malade sur 10, dans le temps même où l'on n'accusait que 1 sur 35 et 1 sur 21. M. Roche n'ayant rien répondu à cette assertion, je la reproduisis dans la *Gazette de Santé*, en invitant M. Casimir B. à donner des éclaircissemens. M. Casimir B. me répondit verbalement et par écrit qu'il avait fait son calcul comme il prétend qu'on le fait dans les hôpitaux civils ; mais que « la mortalité, calculée, non plus sur les malades *traités*, mais sur les malades *guéris*, se trouve de 1 sur 14 ½ environ, et non pas 1 sur 10. » Il ajoutait : « Si, après cela, vous vouliez comparer cette mortalité avec celle des hôpitaux civils, calculée de la même manière, vous trouveriez un rapport semblable à celui que j'ai indiqué, c'est-à-dire, d'un côté, 1 sur 3 ou 4, et de l'autre, 1 sur 14 ½, c'est-à-dire toujours une mortalité plus de trois fois moins forte au Val-de-Grâce. »

« Vous pourriez poursuivre les comparaisons et rapprocher la mortalité de cette année (où il a existé une épidémie) de celle d'autres années, et vous verriez qu'il y a eu, en 1807 et 1814, 1 mort sur 5, au Val-de-Grâce même, bien qu'il ne se soit pas manifesté d'épidémie en 1807. (1) »

Voici un extrait de ma réponse.

«Quoi! la médecine *physiologique*, cette médecine qui donne des résultats *inouïs*, *prodigieux*, *écrasans*, etc., etc., a besoin, pour démontrer ses prodiges, de semblables rapprochemens? On va chercher des termes de comparaison dans les salles de clinique des hôpitaux civils, dans les épidémies de typhus les plus meurtrières! On dit qu'il est mort un malade sur cinq en 1807, et qu'il n'y a pas eu d'épidémie. Pour moi, je n'en crois rien. Il est impossible qu'un pareil résultat ait lieu sans une cause extraordinaire. Où sont les cahiers de visite qui constataient la nature des maladies de cette époque? On se rejette à vingt ans d'ici; entre vingt-sept années, on en choisit une sur laquelle on n'a aucuns renseignemens, pour s'en faire un terme de comparaison, sans faire attention que vingt-six autres années sont là pour donner un démenti à une semblable assertion.

«Quant à 1814, la cause est connue : c'est le typhus. Comparer cette épidémie avec celle de 1827, c'est en vérité se moquer du public et de ses lecteurs. Vous avez eu, dites-vous, une épidémie en février et mars; mais une épidémie de quoi? Je cherche dans votre brochure, et je ne trouve rien. Est-ce une épidémie de gastrites? Mais je n'en vois que soixante sur quatre

(1) *Gazette de Santé*, n° XXX, 1827.

cent trente-huit malades. Est-ce une épidémie de pleurésies ? Vous n'en avez noté que soixante-dix-neuf. Sont-ce des bronchites ? Je n'en trouve que soixante-seize. Ne voilà-t-il pas une belle épidémie qu'on ne caractérise pas, mais qu'on représente néanmoins comme un épouvantail, pour en imposer aux crédules.

« Ce n'est pas assez de parler sans cesse d'épidémie, sans en indiquer le caractère, M. Casimir B. ne manque pas, au commencement de son *Compte rendu*, d'assurer que l'ordre a été donné, suivant la coutume, de diriger dans les salles du professeur de clinique *les maladies les plus graves*. C'est maintenant le mot d'ordre, pour pallier l'excès de mortalité de ce service. Or, parmi ces quatre cent trente-huit individus, qu'on nous donne comme atteints des maladies les plus graves, s'en trouvent cinq affectés de lumbago, un galeux, un dartreux, un hémorrhoïdaire, cinq épileptiques qui n'ont pas même eu d'accès, et quinze... malades de *fatigue* ! Certes, si les collègues de M. Broussais n'ont eu que des maladies moins graves que celles-là, leur tâche a dû être bien facile. MM. Damiron, Coutanceau, Pierre, pourraient donner des éclaircissemens là-dessus : je conseille à M. Casimir B. de les consulter. »

« La comparaison des salles de clinique du Val-de-Grâce, avec celle des hôpitaux civils, est aussi juste que celle de l'épidémie de cette année avec celle de 1814. Ce que nous venons de dire le prouverait au besoin, quand même une foule de considérations, qu'il serait trop long d'exposer ici, et que le simple bon sens suggère, ne l'établiraient pas d'une manière évidente. Quand on veut être de bonne foi, on ne fait pas de ces comparaisons; et quand on y a recours, c'est une preuve que la cause qu'on défend est désespérée. Je me résume.

« Un faux calcul réduisait la mortalité des salles de M. Broussais à la proportion de 1 sur 21 $^{9}/_{10}$, en temps d'épidémie, et de 1 sur 35, hors ce temps. M. Casimir B. a donné à ce résultat erroné toute la publicité qu'il a pu.

» Un calcul plus vrai élevait, cette même mortalité à 1 sur 14 ¼. M. Casimir B. l'avait tenu caché jusqu'à présent; c'est un aveu qu'on lui arrache aujourd'hui. Mais, comme il ne fait pas même connaître les élémens de ce calcul, il reste encore à en vérifier l'exactitude.

» M. Casimir B. compare une prétendue épidémie de 1827, dont il n'indique pas seulement la nature, avec l'épidémie de typhus de 1814, et se prévaut de l'excès de mortalité de cette année pour vanter la doctrine *physiologique* : c'est une triste ressource.

» Ne trouvant pas dans les hôpitaux militaires des termes de comparaison assez significatifs en faveur de la clinique de M. Broussais, M. Casimir B. se rejette sur les cliniques des hôpitaux civils; c'est une ressource plus triste encore. »

M. Casimir B. n'a pas répliqué. Il n'a pas non plus jugé à propos de publier dans ses *Annales* la rectification de ses premières assertions.

Tel est l'exposé succinct mais fidèle de cette longue discussion, qui a long-temps excité, je dirai presque fatigué l'attention du public médical. J'ai tâché de vous la présenter avec toute la clarté possible, en plaçant les argumens et les objections, les réponses et les répliques à leur place respective, afin que vous puissiez saisir sur chaque question la série des raisonnemens auxquels elle a donné lieu. Je n'ai supprimé que les injures, les personnalités, les récriminations, les subtilités, les digressions, les longueurs, qui ne servent qu'à tout obscurcir. Vous avez maintenant sous les yeux la matière du procès et la substance des plaidoyers pour et contre. Examinez les pièces l'une après l'autre; appréciez la valeur de chaque argumentation, et prononcez.

Paris, 1er *Janvier* 1828.

IMPRIMERIE DE A. CONIAM,
Faubourg Montmartre, n. 4.

BIBLIOTHEQUE NATIONALE DE FRANCE
3 7531 01151787 8

www.ingramcontent.com/pod-product-compliance
Ingram Content Group UK Ltd.
Pitfield, Milton Keynes, MK11 3LW, UK
UKHW021015200726
13857UKWH00004B/1456